SUR UN

SYNDROME D'INSUFFISANCE HYPOPHYSAIRE

AU COURS

DES MALADIES TOXI-INFECTIEUSES

(ESSAI CLINIQUE ET THÉRAPEUTIQUE)

PAR

LE Dr JEAN AZAM

DE LA FACULTÉ DE MÉDECINE DE PARIS

PARIS
ALFRED LECLERC, ÉDITEUR
19, RUE MONSIEUR-LE-PRINCE, 19

1907

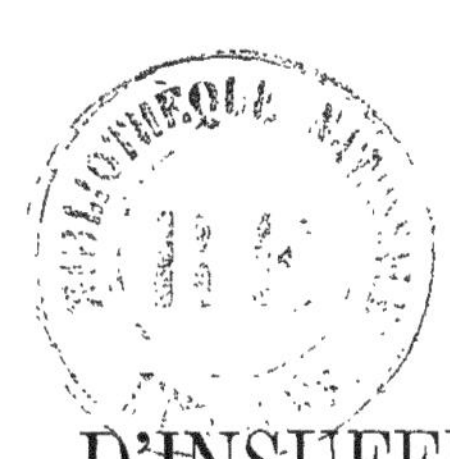

SYNDROME D'INSUFFISANCE HYPOPHYSAIRE

SUR UN
SYNDROME D'INSUFFISANCE HYPOPHYSAIRE

AU COURS
DES MALADIES TOXI-INFECTIEUSES

(ESSAI CLINIQUE ET THÉRAPEUTIQUE)

PAR

LE Dr JEAN AZAM

DE LA FACULTÉ DE MÉDECINE DE PARIS

PARIS

ALFRED LECLERC, ÉDITEUR

19, RUE MONSIEUR-LE-PRINCE, 19

—

1907

A LA MEMOIRE DE MON GRAND'PÈRE

LE DOCTEUR BÉÇUS

A MON PERE ET A MA MERE

A MES PARENTS

A MES AMIS

A MON PRÉSIDENT DE THÈSE

M. LE PROFESSEUR DIEULAFOY

Professeur de Clinique Médicale à la Faculté de médecine de Paris
Médecin de l'Hôtel-Dieu
Membre de l'Académie de Médecine
Commandeur de la Légion d'honneur.

A M. LE DOCTEUR RÉNON

Professeur agrégé à la Faculté de Médecine de Paris
Médecin de la Pitié
Chevalier de la Légion d'honneur.

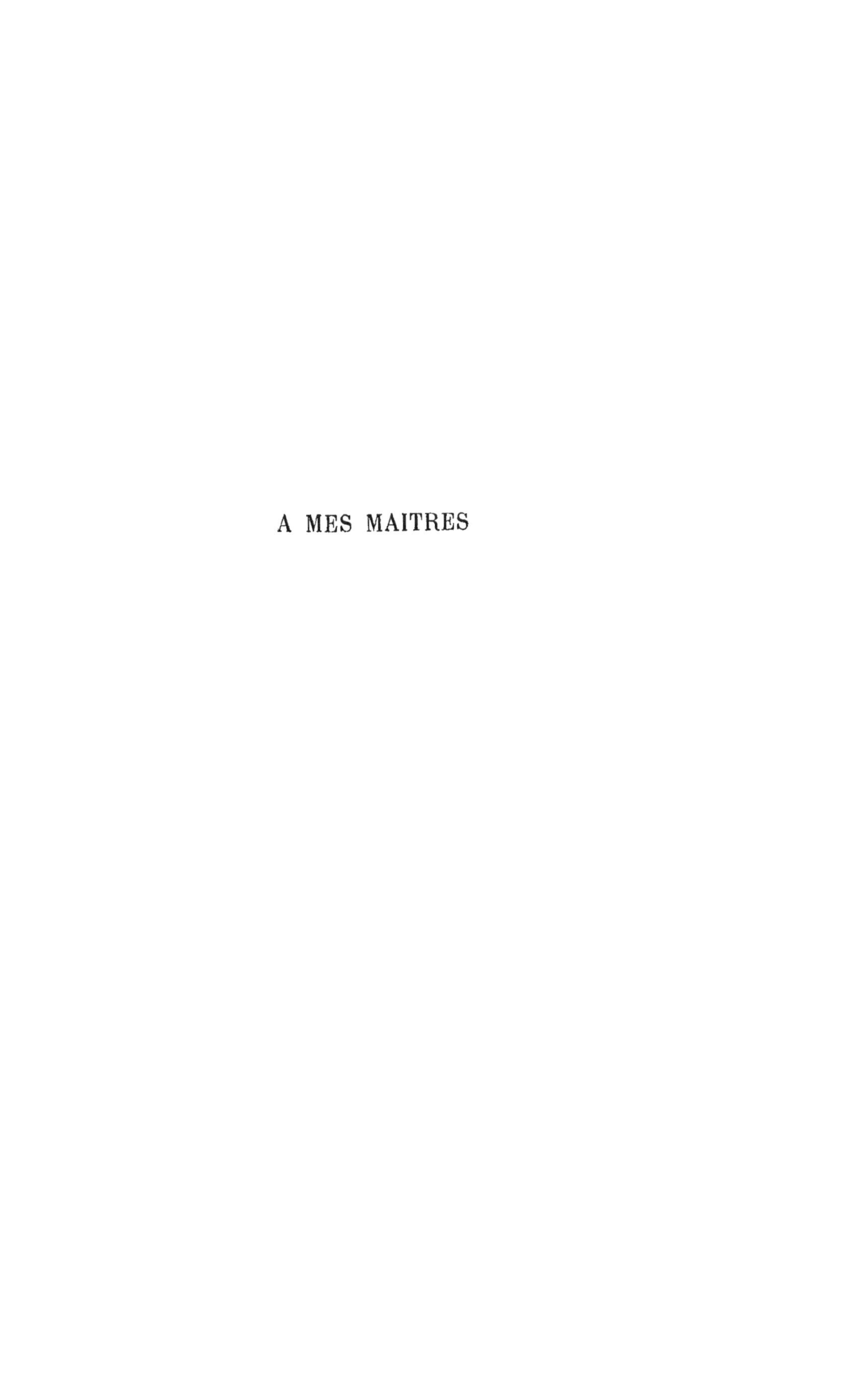

A MES MAITRES

AVANT-PROPOS

Nous sommes heureux, au début de ce travail, de rendre hommage à nos maîtres des hôpitaux et de leur témoigner notre gratitude pour les enseignements et les marques d'intérêt dont ils ont bien voulu nous entourer pendant le cours de nos études médicales.

Nous ne pouvons qu'adresser un souvenir ému à la mémoire du Professeur Budin, enlevé trop tôt à l'affection de tous ceux qui l'ont approché.

Que M. le Professeur Raymond, professeur de Clinique des maladies nerveuses et M. le Docteur Demelin, professeur agrégé, veuillent bien agréer nos remerciements pour l'enseignement qu'ils nous ont donné et la bienveillance dont ils ont toujours fait preuve à notre égard.

Nous sommes heureux de pouvoir en cette circonstance adresser à M. le Docteur Rénon, professeur agrégé à la Faculté, l'hommage de notre profonde gratitude pour l'accueil si bienveillant qu'il nous a toujours fait dans son service. Nous lui offrons nos sincères remerciements pour nous avoir inspiré ce travail et nous avoir guidé de ses conseils et de son expérience. Pendant un an nous avons suivi ses intéressantes et instructives leçons au lit des malades et nous avons pu apprécier ses conférences de clinique et de déontologie médicales. Par ses conseils et son enseignement il nous apprit à aimer notre profession et à l'accomplir avec scrupule et conscience. Son exemple sera pour nous un guide précieux dans le cours de notre carrière médicale. Sa bienveillance à notre égard nous a profondément touché ; nous l'en remercions de tout cœur.

M. le Professeur DIEULAFOY a bien voulu nous faire l'honneur d'accepter la présidence de notre thèse. Qu'il nous permette de lui offrir respectueusement l'hommage de notre profonde reconnaissance.

INTRODUCTION

Jusqu'à ce jour on ne s'était occupé de l'opothérapie hypophysaire que dans l'acromégalie. Depuis plusieurs mois, au cours de recherches opothérapiques sur les glandes à sécrétion interne, M. le Docteur Rénon, professeur agrégé à la Faculté, et son interne, M. Arthur Delille, avaient constaté que « *quelle que fut l'affection traitée, l'action générale de l'hypophyse a toujours porté sur le pouls, la tension artérielle, le sommeil, l'appétit. Le pouls s'est ralenti d'une façon constante, la tension artérielle s'est élevée dans tous les cas. L'appétit est revenu. Les malades ont eu plus de sommeil* ». Comme le disaient ces auteurs à la fin de la communication qu'ils ont faite à le *Société de Thérapeutique* le 22 janvier 1907, la question de l'insuffisance hypophysaire, au cours des maladies toxi-infectieuses, se posait nettement.

Sur les conseils de M. le Docteur Rénon, nous avons pris, dans son service à l'hôpital de la Pitié, les observations des maladies infectieuses dans lesquelles la tension artérielle était normale ou inférieure à la normale. On a donné à ces malades à côté de la médication spécifique, de la poudre totale d'hypophyse de bœuf, en cachets.

Le but de cette étude est de montrer les services appréciables que peut rendre l'opothérapie hypophysaire, quand, dans les toxi-infections, on pense qu'il y a insuffisance des fonctions de l'hypophyse.

Nous rechercherons donc, tout d'abord, dans cette étude, ce qu'est l'insuffisance hypophysaire, au point de vue physiologique et expérimental, et au point de vue pathologique.

Dans un troisième chapitre, le plus important, nous mettrons en relief la valeur thérapeutique de l'opothérapie hypophysaire, en énumérant les modifications que nous avons obtenues chez nos malades.

Enfin nous terminerons ce modeste travail en notant quelques contre-indications de cette opothérapie et en faisant connaître quelques faits intéressants que nous avons constatés dans certains cas.

CHAPITRE PREMIER

De l'insuffisance hypophysaire.

L'insuffisance hypophysaire est caractérisée par les symptômes suivants : l'abaissement de la tension artérielle, l'accélération du pouls. A ces deux symptômes principaux viennent s'ajouter des symptômes secondaires, qui ont eux-mêmes une grande importance, car ils marchent souvent de pair et permettent, par leur apparition en même temps que les principaux, d'établir un syndrôme d'insuffisance hypophysaire. Au nombre de ces derniers nous citerons, l'insomnie, le manque d'appétit, la fréquence des sudations, les sensations pénibles de chaleur.

De l'insuffisance hypophysaire considérée au point de vue physiologique et expérimental.

Avec les travaux de Claude Bernard et les recherches de Brown Séquard, apparaît, en physiologie, la notion des glandes à sécrétion interne.

Avant ces auteurs, l'on avait attribué à l'hypophyse des fonctions aussi diverses, que nombreuses.

Tout d'abord on pensait qu'elle évacuait vers le pharynx

les humeurs « pituiteuses » du cerveau, d'où son nom de glande pituitaire.

Au dix-septième siècle, après Piccolhomini, Spigel, Willis, Vieussens émet l'opinion qu'elle sécrète, avec la glande pinéale et les toiles choroïdiennes, le liquide céphalo-rachidien.

Au dix-huitième siècle, Descartes place la glande pituitaire à l'angle antérieur du parallélogramme dont le centre, la glande pinéale, serait le siège de l'âme. Monro la considère comme un ganglion lymphatique. Enfin au début du dix-neuvième siècle Gall, Bazin, Luschka pensent qu'elle est un organe nerveux.

Un des premiers, Liégeois, dans sa thèse d'agrégation (Paris, 1860,) partant des idées de Claude Bernard sur les glandes en général, décrit l'hypophyse comme glande vasculaire sanguine ; c'est-à-dire, comme « *un organe essentiellement constitué de vésicules closes en rapport immédiat avec des capillaires sanguins, et ayant pour propriété de sécréter un liquide exclusivement récrémentitiel, liquide qui, après avoir subi dans son intérieur des modifications chimiques et organiques, est repris directement par les vaisseaux sans être préalablement déversé à la surface du corps* ».

Dès ce moment les recherches sur la physiologie de l'hypophyse marchent avec celles que l'on fait sur les fonctions des autres glandes à sécrétion interne.

Bien qu'à l'heure actuelle les physiologistes émettent sur le rôle du corps pituitaire dans l'organisme, des opinions très diverses, on ne peut nier que son importance physiologique soit considérable. En effet, M. Thaon, dans son ouvrage sur l'hypophyse à l'état normal et dans les maladies, affirme que cet organe présente à la suite de diverses affections, des modifications notables ; l'hypophyse, dit-il, réagit ou s'altère. Cela prouve donc que l'organisme a dans le corps pituitaire un des moyens de lutte, de défense contre les infections en général.

De cette notion, basée sur un grand nombre de recherches, nous pouvons déduire ceci :

1° Si l'hypophyse réagit dans les maladies, c'est que sa fonction, utile à l'état normal, devient dans les infections très importante ; et nous nous demandons, si cet organe réagira suffisamment, s'il n'y aura pas insuffisance hypophysaire.

2° Si l'hypophyse s'altère, c'est, sans nul doute, que l'infection ou l'intoxication est arrivée jusqu'à cet organe il ne pourra donc plus réagir assez, et, dans ce dernier cas, l'insuffisance de sa fonction est manifeste.

*
* *

Une des premières fonctions de l'hypophyse a été mise en évidence par les recherches sur la pathogénie de l'acromégalie.

En 1891, M. Pierre MARIE, dans un mémoire en collaboration avec M. MARINESCO, écrivait : « *L'hypertrophie constante de la glande pituitaire, ainsi qu'il résulte de l'observation de nouveaux cas cliniques, paraît être un fait acquis dans l'histoire pathologique de l'acromégalie et cependant personne n'ose encore fixer son attention sur cet organe, pour le motif qu'on ne connaît rien du rôle qui lui est dévolu* ». Y-a-t-il, au point de vue physiologique, insuffisance hypophysaire dans l'acromégalie ?

Nous n'avons pu répondre à cette question, comme nous pourrons le faire pour plusieurs maladies infectieuse, grâce à l'opothérapie hypophysaire, n'ayant pas eu, dans le service de M. le Docteur Rénon, d'acromégalique à soigner.

Nous nous contenterons donc de noter que dans la majorité des cas, chez les acromégaliques, l'hypophyse est altérée. Selon certains auteurs, le syndrôme de M. Pierre Marie serait déterminé par la suppression des fonctions de l'hypophyse, selon d'autres, par l'exagération de son activité ; mais dans ce dernier cas, comme le dit M. Thaon, dans l'ouvrage que nous avons déja cité, « *rien n'autorise à affirmer qu'il n'y a pas, en même temps qu'une activité glandulaire augmentée, une viciation de la fonction* ; *et quoiqu'il semble que la destruction pure et simple de la glande par certaines tumeurs ne donne jamais lieu à l'acromégalie, nous ne sommes pas encore en possession de la solution définitive du problème* ». Il faut cependant noter que dans certains cas le traitement opothérapique a donné des résultats favorables.

Enfin l'on peut faire jouer un rôle à la glande thyroïde dans la pathogénie de l'acromégalie.

M. Lancereaux dans un article sur cette maladie, paru dans la *Semaine médicale* en 1892, conclut en disant que : « *l'accroissement du corps dans l'acromégalie tient à l'exagération des fonctions du corps thyroïde, qui ne seraient plus atténuées par suite de lésions de l'hypophyse, dont le rôle serait de modérer l'activité de la thyroïde.* » D'après cet auteur, l'insuffisance hypophysaire serait donc la cause du syndrôme de M. P. Marie. Cela est fort possible, si l'on considère les résultats qu'ont obtenus MM. Hallion et Carrion dans leur essai expérimental de l'extrait hypophysaire. Ces auteurs ont fait observer l'effet vaso-constricteur intense exercé sur le corps thyroïde par les injections de cet extrait.

*
* *

Au point de vue expérimental, nous considérerons tout d'abord les résultats obtenus par la méthode expérimentale directe, puis par la méthode indirecte, c'est-à-dire par l'extirpation de la glande pituitaire ou hypophysectomie.

L'insuffisance hypophysaire dans les toxi-infections a été nettement établie par la méthode directe.

Oliver et Schœfer, obtinrent, par injection d'extraits d'hypophyse dilués dans l'eau salée, une élévation de la pression artérielle.

Mairet et Bosc ont constaté une action stimulante du système nerveux.

M. de Cyon pratique sur des lapins des injections intraveineuses jugulaires avec un extrait aqueux et glycériné d'hypophyse. Il constate une élévation de la pression sanguine dans le cœur, accompagnée tantôt d'un ralentissement, tantôt d'une accélération des pulsations cardiaques.

Caselli, reprenant les expériences de M. de Cyon, injecte dans la jugulaire d'un jeune chien de l'extrait d'hypophyse de bœuf, et constate que pour avoir un ralentissement des pulsations cardiaques, il faut en injecter une grande quantité.

M. Livon, dans ses recherches sur les glandes hypertensives, confirme les faits avancés par Oliver et Schœfer et par M. de Cyon.

Il constate, en effet, que « *de l'extrait obtenu avec le corps pituitaire, injecté dans les veines d'un animal, produit une hypertension très marquée, avec ralentissement du rythme des pulsations.* » Ainsi sur un chien curarisé de 28 kilogs. la pression artérielle, qui était de 15 centimètres de mercure, est montée, sous l'influence de l'extrait hypophysaire à 23 centimètres.

MM. Garnier et Thaon ont obtenu des résultats analogues, de même que MM. Hallion et Carrion.

La concordance de ces résultats, obtenus par l'expérimentation directe, permettait déjà de soupçonner une insuffisance hypophysaire, dans les infections et les intoxications, où la pression artérielle est généralement abaissée.

Nous verrons plus loin que les modifications obtenues par l'opothérapie, confirment entièrement l'existence de cette insuffisance.

*
* *

La méthode expérimentale indirecte, l'hypophysectomie, n'a pas, comme la méthode directe, fourni des faits démontrant l'insuffisance fonctionnelle de la glande pituitaire. Et cela pour une cause très simple, c'est qu'il est bien difficile, par l'extirpation d'un organe pareillement situé, de ne pas déterminer la mort immédiate de l'animal ainsi opéré. Et si l'on parcourt les notes des expérimentateurs, ayant fait chez divers animaux l'hypophysectomie, on constate que la mort, dans la majorité des cas, a été très rapide. Lorsqu'il y a eu survie, très souvent à l'autopsie, on constatait que l'ablation de l'hypophyse avait été incomplète. Ainsi CASELLI, ayant opéré 42 animaux, n'avait obtenu l'hypophysectomie complète que dans 7 cas. De même FICHERA obtint un nombre important de survies sur 42 poulets hypophysectomisés, mais plus tard il constate que 4 seulement l'avaient été complètement.

La méthode expérimentale indirecte ne peut donc, à l'heure actuelle, nous aider à prouver l'existence, dans certains cas, de l'insuffisance hypophysaire. Elle nous permet toutefois d'affirmer la haute importance physiologique de la glande pituitaire.

CHAPITRE II

De l'insuffisance hypophysaire au point de vue pathologique.

En 1891, M.M. P. Marie et Marinesco, dans leurs recherches sur l'anatomie pathologique de l'acromégalie, pensent que celle-ci est une dystrophie liée à la diminution ou à l'abolition des fonctions de l'hypophyse.

Dès lors apparaît la notion de l'insuffisance hypophysaire dans la pathogénie des maladies.

Pour M. Lancereaux l'accroissement du corps dans l'acromégalie tient à l'exagération des fonctions du corps thyroïde, fonctions qui ne seraient plus atténuées par suite de lésions de l'hypophyse, dont le rôle, pour cet auteur, serait de modérer l'activité de la glande thyroïde. Donc l'origine de la maladie serait, pour M. Lancereaux, une insuffisance hypophysaire.

M.M. Launois et Roy ont réuni seize observations d'acromégaliques diabétiques, accompagnées d'autopsie ; dans ces cas il existait une tumeur de la pituitaire. Dans une statistique, faite par Guerrini, sur les autopsies d'acromégaliques, on trouve l'existence d'une tumeur pituitaire dans la majorité des cas. Nous pensons, qu'un organe ainsi lésé, ne peut qu'être troublé dans ses fonctions, et que, même lorsque histologiquement on trouve une hyperplasie des éléments glandulaires de l'hypophyse, il y a viciation de la fonction et par suite insuffisance.

Deux cas d'acromégalie, présentés par M. Claude, à la *Société de Biologie* en octobre 1905, viennent confirmer notre opinion.

Ces deux malades présentaient en même temps des symptômes de maladie de Basedow.

S'agit-il, dit M. Claude, *d'une hypertrophie vicariante du corps thyroïde et des glandes surrénales, suppléant dans sa fonction antitoxique hypothétique la glande pituitaire malade, ou faut-il voir, au contraire, dans ces faits une suractivité fonctionnelle générale des diverses glandes vasculaires et, parmi elles, l'hypophyse ?*

Nous penchons pour la première hypothèse et nous pensons, qu'avec la suractivité fonctionnelle de la thyroïde et des surrénales, peut exister une insuffisance hypophysaire et que l'hyperfonctionnement des premières vient suppléer à l'insuffisance de la glande pituitaire.

Cette opinion paraît confirmée par l'amélioration notable que nous avons obtenue dans un cas de maladie de Basedow, traitée par l'opothérapie hypophysaire, dans le service de M. le Docteur Rénon.

*
* *

Plusieurs auteurs ont recherché histologiquement quelles modifications apportent les toxi-infections dans les éléments qui composent l'hypophyse.

En 1903, M. Torri, à l'*Institut d'Anatomo-Pathologie de l'Université de Pise*, a fait des recherches histologiques sur les glandes pituitaires de nombreux cadavres. Neuf étaient morts de pneumonie, cinq de fièvre typhoïde, sept de tuberculose, cinq de diphtérie, quatre de septicémie, deux de tétanos.

Dans la majorité de ces cas, M. Torri a noté une hyperplasie des cellules chromophiles de l'hypophyse ; la substance colloïde dans les vésicules était plutôt rare et il n'en a observé que dans quelques cas à l'intérieur des vaisseaux et des lymphatiques.

M. Thaon, dans un ouvrage récent « sur l'hypophyse à l'état normal et dans les maladies », expose les résultats de ses recherches, qui ont porté sur 85 autopsies.

Ses conclusions sur l'état de l'hypophyse dans la tuberculose sont les suivantes, (l'examen avait porté sur 23 cas) : « *L'activité glandulaire nous paraît légèrement augmentée dans les cas à évolution rapide ; c'est là d'ailleurs une modification banale, commune à diverses infections, ainsi que nous le verrons plus loin. Plus souvent (tuberculose lente) le fonctionnement glandulaire est dévié de son mode habituel (prédominance des cellules et de la colloïde basophile) et même diminué : la pâleur des éléments cellulaires, leurs lésions mêmes (rares, il est vrai), l'absence de produit de sécretions entre les travées cellulaires et dans les vaisseaux, attestent cet hypofonctionnement.* »

Dans 5 cas de variole (confluente, hémorragique d'emblée, hémorragique secondaire...) « *à un faible grossissement, les cellules paraissent nombreuses et vivement colo-*

rées, mais si on les étudie de plus près, on constate souvent une vacuolisation intense du protoplasma et des modifications nucléaires. » M. Thaon a encore fait cet examen dans 3 cas de pneumonie, 2 de tétanos, 3 de typhoïde, 2 de diabète, 4 de maladie d'Addisson, 5 de cancer, 5 de méningite, et dans divers cas d'intoxications d'origine intestinale, et cet auteur conclut en disant *que l'hypophyse présente à la suite des diverses maladies, des modifications notables ; elle réagit ou s'altère.* »

Nous pensons donc que si, dans les maladies infectieuses et les intoxications, l'hypophyse présente une activité glandulaire anormale, c'est que son rôle dans l'organisme a une grande importance, et que, dans les toxi-infections sa sécrétion habituelle devient insuffisante. On pourra donc lui venir en aide par l'opothérapie hypophysaire.

CHAPITRE III

De l'opothérapie hypophysaire et de sa valeur thérapeutique.

M. MARINESCO a fait, le 8 novembre 1895, à la *Société médicale des Hôpitaux*, une communication sur 3 cas d'acromégalie traités par des tablettes de corps pituitaire.

Chez deux malades on obtint ainsi une amélioration sensible de la céphalalgie, une augmentation de la diurèse, et une atténuation des douleurs dans les membres. Chez la troisième malade on constata seulement une légère amélioration de l'état subjectif. Mais il faut noter un fait curieux : la malade étant diabétique la quantité d'urine s'est élevée brusquement de 16 litres à 21 litres. De plus son poids, qui après le début du traitement avait un peu diminué, augmenta ensuite progressivement.

M. MARINESCO émet deux hypothèses : 1° *l'extrait de la glande pituitaire exerce dans l'acromégalie une action élective, spéciale sur les cellules restées intactes de la tumeur ;* 2° *il exerce une action sur la pression intracrânienne ou bien sur les vaisseaux de la tumeur pituitaire. D'où l'amélioration constatée chez les deux premières malades.* Cet auteur ajoute : *nous pensons que le développement normal des os est placé sous la dépendance de la glande pituitaire et du corps thyroïde ; il est probable que ces organes secrètent des substances nécessaires pour solliciter et entretenir le processus normal d'ostéogénèse.*

L'amélioration obtenue dans les cas précédents, permet de supposer une insuffisance hypophysaire dans l'acromégalie.

D'autres auteurs ont essayé l'ingestion d'hypophyse dans le traitement de l'acromégalie : M. Mendel en 1895, M. Favorski en 1899, M. Sydney-Kuh en 1902.

M. de Cyon, dans un mémoire remis par M. Lancereaux à l'*Académie de Médecine* en novembre 1898, expose les résultats appréciables qu'il a obtenus dans un cas d'acromégalie par une préparation d'hypophysine, substance active produite par l'hypophyse, qui entretiendrait le bon fonctionnement du système nerveux cardiaque.

Chez ce malade, âgé de 12 ans, après un traitement de trois semaines, les maux de tête avaient disparu, les battements du cœur étaient moins fréquents et plus réguliers, l'intelligence était réveillée, la démarche devenait plus alerte et moins lourde.

MM. Mairet et Bosc, en 1896, ont administré de la glande pituitaire à des épileptiques, et ils ont constaté que le nombre des attaques ne diminuait pas, que parfois même il était augmenté et qu'enfin l'ingestion répétée produisait des accès délirants ; ils concluent en attribuant à l'hypophyse une action stimulante du système nerveux.

Cette année, M. le Docteur Rénon, médecin de l'hôpital de la Pitié et son interne, M. Arthur Delille, ont obtenu des résultats très intéressants sur les effets de l'opothérapie hypophysaire au cours des toxi-infections. Ils les ont communiqués à la *Société de Thérapeutique*, le 23 avril 1907.

« Depuis le mois de janvier, disaient-ils, nous avons utilisé, tant à l'hôpital qu'en ville, l'opothérapie hypophysaire dans 24 cas de maladies infectieuses graves, et nous désirons faire connaître les effets obtenus.

Nous mettrons de suite de côté trois cas de *tuberculose aiguë* des séreuses, deux cas de pleurésie et un cas de péritonite. L'opothérapie hypophysaire n'a eu, ici, pas plus que dans la tuberculose chronique, d'action sur l'évolution de la maladie. La tension artérielle s'est élevée, le pouls s'est ralenti, et une diurèse abondante s'est produite. Ce sont les seuls résultats favorables obtenus.

Il n'en est pas de même dans la *fièvre typhoïde*. Ici, l'action thérapeutique est plus évidente. Huit cas ont été traités, et ils ont tous guéris. Six malades n'ont pas été baignés, et parmi ces malades n'ayant pas subi la balnéation, nous devons noter deux cas d'une gravité excessive. L'un concerne une myocardite typhique d'un pronostic désespéré ; dans l'autre, il s'agit d'une typhique qui fit une fausse couche au début de sa fièvre typhoïde, et fut prise ensuite d'une infection puerpérale associée à son infection typhique. Dans tous les cas, la médication hypophysaire fut suivie d'une élévation presque immédiate de la tension artérielle : de 12, 13, 14, la tension montait à 15, 16, 17, 18, 19, 20. Le pouls qui, chez plusieurs malades s'élevait jusqu'à 130 et 140, a baissé progressivement à 110, 100, 90, 84. La température, dans deux cas, est descendue de un à deux degrés, pour remonter dès qu'on cessait l'opothérapie hypophysaire. Chez tous les malades, la diurèse a été très manifeste ; chez quelques-uns, la quantité d'urine a été de 3 à 4 litres. Dans tous les cas, la convalescence a été extrêmement rapide. Le séro-diagnostic avait été nettement positif chez ces huit typhiques.

Nous avons traité quatre cas de *pneumonie* grave. Nous avons observé une guérison et trois morts. La malade guérie était âgée de 72 ans ; elle fit sa crise le septième jour ; de 12, la tension s'est élevée rapidement à 17 et 19 et le pouls s'est ralenti. Des trois cas de mort, l'un concerne une femme de 65 ans, qui succomba la huitième jour à une hépatisation grise, vérifiée à l'autopsie ; le second s'applique à un jeune homme de 19 ans qui présenta, à l'examen nécroscopique, une hépatisation grise, une parotidite et une néphrite suppurées ; dans le troisième cas, il s'agit d'un homme atteint de pneumonie bilieuse qui succomba à une insuffisance hépatique, avec un syndrome d'ictère grave. Dans ces trois cas, la tension artérielle s'est élevée, même le jour de la mort, à 18, 19 et 20.

Deux cas de *broncho-pneumonie* très grave ont été traités par l'hypophyse. L'un développé chez une malade de 65 ans a guéri, après un mois de traitement, et malgré des alertes des plus vives ; le pouls a toujours été bon, et la diurèse très marquée. L'autre concerne une malade encore en évolution ; la médication n'a pas eu d'action ; on a dû recourir aux abcès de fixation, et une phlegmatia alba dolens vient de se développer récemment, suivie de l'apparition d'une arthrite suppurée.

Nous avons appliqué la médication à deux cas graves de *congestion pulmonaire* grippales, chez deux malades, l'une de 80 ans, l'autre de 63 ans. Toutes les deux ont guéri, et la convalescence, ordinairement si lente dans la grippe, s'est effectuée très rapidement.

Un cas de *pleurésie purulente* interlobaire, consécutif à la grippe et à la scarlatine, pleurésie encore en évolution, a présenté un pouls bas et plein, sous l'influence de l'opothérapie hypophysaire.

Un cas de *diphtérie* du larynx, ayant évolué avec le syndrome de la diphtérie coulante de Peter, vérifié bactériologiquement, fut traité par 160 centimètres cubes de sérum antidiphtérique. Nous avons institué la médication par l'hypophyse, au cours d'accidents cardio-vasculaires tardifs. Cet essai thérapeutique date de trois jours seulement et il est impossible encore d'en juger les résultats.

Chez un malade atteint de *méningite cérébro-spinale*, vérifiée par la ponction lombaire, nous avons obtenu une élévation de la tension artérielle et un ralentissement du pouls.

Enfin deux cas où le *diagnostic était incertain* ont été soumis aussi à cette médication. Un malade qui n'agglutinait pas le bacille d'Eberth a présenté le syndrome des paratyphoïdes ; ici, nous avons noté encore l'abaissement du nombre des pulsations, l'élévation de la tension artérielle, l'abondance de la diurèse.

Chez un malade de ville, où aucun examen bactériologique n'a pu être pratiqué, et où l'affection ressemblait aussi bien à une méningite cérébro-spinale qu'à une fièvre typhoïde ataxique, la mort est survenue dans le coma, malgré 48 heures d'opothérapie hypophysaire.

Sur nos 24 malades, nous avons donc eu 4 cas de morts.

Cela veut simplement dire que l'opothérapie hypophysaire n'est nullement spécifique des maladies toxi-infectieuses. Aussi, sauf chez quelques typhiques, cette médication n'a été utilisée qu'associée aux autres modes classiques de traitement de ces affections. »

Ces résultats sont identiques à ceux que nous avons observés au cours des observations personnelles, prises dans le service de M. le Docteur Rénon, à l'hôpital de la Pitié.

Nous faisons suivre trois d'entre elles d'une planche où sont tracées les courbes de la température, du pouls, de la tension artérielle et des urines.

OBSERVATION I (*Personnelle.*)

Pneumonie.

Le malade a été soumis à l'opothérapie hypophysaire à partir du 26 avril. Il prenait chaque jour 30 centigrammes de poudre totale d'hypophyse de bœuf. Il est mort le 2 mai avec une tension artérielle de 20 centimètres de mercure, alors que le 26 avril elle n'était que de 16 centimètres.

Ba... Ch..., menuisier, âgé de cinquante-et-un ans entre dans le service de M. le Docteur RÉNON, le 24 avril 1907, salle Piorry, lit n° 17.

Il se plaint d'un point de côté gauche au niveau du mamelon.

Le malade n'a point d'antécédents héréditaires. Son père et sa mère sont morts à un âge très avancé.

Comme antécédents personnels, il dit avoir eu plusieurs bronchites dans les trois dernières années.

Au mois de novembre 1906, il entre à l'hôpital de la Pitié, parce qu'il a craché le sang ; après quinze jours de repos, il sort et reprend son travail.

En janvier 1907, se sentant fatigué et ayant de nouveau remarqué quelques filets de sang dans ses crachats, il revint à l'hôpital, d'où il sort trois semaines plus tard.

Le 23 avril 1907, à 6 heures du soir il ressent un violent point de côté au niveau du sein gauche.

Il entre à l'hôpital le lendemain matin. Le malade se plaint de gêne respiratoire, de dyspnée. Sa respiration est brève et accélérée. Sa température est de 40°1. Le pouls est rapide, 96 pulsations à la minute.

Le 25 avril le malade expectore des crachats visqueux, légèrement rouillés. Sa température est de 39° 2, son pouls de 96 pulsations à la minute. La pression artérielle donne au sphygmomanomètre de Potain 16 centimètres de mercure. La quantité des urines émises dans les 24 heures égale 1450 centimètres cubes.

A la percussion du thorax on a de la matité.

Les vibrations vocales sont augmentées à la palpation.

A l'auscultation, dans le creux de l'aisselle, pendant l'inspiration, et après avoir fait tousser le malade, on entend des râles crépitants. On fait le diagnostic de pneumonie centrale.

Le 26 avril à l'auscultation apparait un léger souffle. La température est de 40° 4. La tension artérielle de 16 centimètres de mercure. Le pouls de 96 pulsations. La quantité des urines est de 1500 centimètres cubes.

On donne au malade de la poudre totale d'hypophyse de bœuf en cachets. Il prendra chaque jour 3 cachets de 10 centigrammes chacun.

Le 27 avril la température a peu baissé : 39° 7. La tension artérielle est montée de 1 centimètre 1/2, elle est de 17 centimètres et demi. Le nombre des pulsations cardiaques est 94. Les urines ont augmenté en quantité : 1650 centimètres cubes.

Le 28 avril la température atteint 40° 6. Le pouls est de 96 pulsations. La quantité des urines est de 1400 centimètres cubes. La tension artérielle continue à s'élever, elle est de 19 centimètres de mercure.

On fait au malade des enveloppements humides froids.

Le 29 avril, la température est toujours élevée 39° 8. La tension artérielle est de 18 centimètres de mercure.

Le pouls, malgré l'opothérapie hypophysaire, a augmenté de rapidité. On compte 108 pulsations à la minute. On fera au malade sur le thorax des frictions avec une pommade au collargol. La quantité des urines est de 1600 centimètres cubes.

Le 30 avril la température atteint 40° 2.

La tension artérielle a augmenté d'un centimètre de mercure, elle égale 19 centimètres. Le nombre des pulsations est de 120. La quantité des urines émises dans les 24 heures est 1400 centimètres cubes.

On fait au malade une première injection intraveineuse de 5 centimètres cubes d'or colloïdal (électraurol).

Le 1er mai la température est de 39° 8. La pression artérielle atteint 20 centimètres au sphygmomanomètre. On compte 120 pulsations à la minute. Le chiffre des urines est de 1500 centimètres cubes. Le malade présente de la dyspnée. On lui fait une deuxième injection intraveineuse de 5 centimètres cubes d'électraurol.

Le 2 mai, le malade est très faible. Bien que sa tension se soit maintenue assez élevée, puisque depuis cinq jours qu'il prend de l'hypophyse elle est montée de 4 centimètres de mercure, atteignant le chiffre de 20 au sphygmomanomètre, le pouls ne s'est point ralenti, il est de 120 pulsations à la minute ; de plus il est irrégulier.

La température est toujours de 39° 8.

La quantité des urines émises dans les 24 heures est tombée à 1250 centimètres cubes.

Le malade succombe à 5 heures de l'après midi.

Depuis le 27 avril la température, malgré les enveloppements humides froids et les injections intraveineuses d'électraurol, s'est maintenue aux environs de 40°.

Le pouls, malgré l'opothérapie hypophysaire, ne s'est point ralenti.

Mais ce qui est intéressant à constater, c'est que malgré l'aggravation continue de l'état du malade la tension artérielle a progressé, elle a atteint 20 centimètres de mercure, et s'est maintenue à ce chiffre jusqu'au dernier moment.

A l'autopsie l'on constate que tout le poumon droit est atteint d'hépatisation grise. La plèvre est tapissée d'une mince couche fibrineuse et présente quelques adhérences.

Le cœur ne présente aucune lésion ; il est de volume normal.

Le foie est gras, son poids atteint 2500 grammes.

Les reins sont congestionnés. Le gauche pèse 270 grammes. Le droit 230 grammes.

La rate est hypertrophiée et diffluente, son poids est de 380 grammes.

Tension artérielle	Pouls	Urines	T°	1er JOUR	2	3	4	5	6	7	8	9
25	120	2400	42°									
24	115	2300	41°,5									
23	110	2200	41°			Hypophyse						
22	105	2100	40°,5									
21	100	2000	40°									
20	95	1900	39°,5									
19	90	1800	39°									
18	85	1700	38°,5									
17	80	1600	38°									
16	75	1500	37°,5									
15	70	1400	37°									
14	65	1300	36°,5									
13	60	1200	36°									
Dates : Avril 1907				24	25	26	27	28	29	30	1er Mai	2

OBSERVATION 1 (*Pneumonie*).

Tension artériellle : *...*...*

Pouls . . . . : *—.—*—.—*

Urines . . . . : *— — —*— — —*

Température . . : *———*———*

OBSERVATION II (*Personnelle.*)

Pneumonie.

Le malade a pris quotidiennement 30 centigrammes de poudre totale d'hypophyse de bœuf, du 26 avril au 2 mai.

Sa tension artérielle, qui, le 26 avril était de 16 centimètres de mercure, était le 2 mai de 19 centimètres 1/2. Le nombre de ses pulsations qui était de 84 à la minute est tombé à 58.

La quantité de ses urines est monté de 1300 à 2000 centimètres cubes. Il est sorti de l'hôpital le 5 mai complètement rétabli.

G... A... terrassier, âgé de 41 ans, entre dans le service de M. le Docteur Rénon, le 24 avril 1907, salle Piorry, lit n° 26.

Le malade se plaint d'un point de côté droit, il n'a pas d'antécédents héréditaires. Les parents sont vivants et se portent bien.

Comme antécédents personnels il a eu une première pneumonie à 12 ans, une seconde à 21 ans.

Le 22 avril dernier il ressent en travaillant une douleur au côté droit.

Il n'entre à l'hôpital de la Pitié que le surlendemain le 24 avril.

Le malade présente une expectoration assez abondante, légèrement rouillée et striée de sang.

Sa température est de 38° 5.

Le 25 avril sa température est de 38°. Son pouls de 84 pulsations à la minute. Au sphygmomanomètre de Potain sa tension artérielle correspond à 16 centimètres de mercure. La quantité des urines émises dans les 24 heures est de 1300 centimètres cubes.

A la palpation l'on constate que les vibrations vocales sont augmentées.

A la percussion on a de la matité à droite.

A l'auscultation dans l'aisselle droite on entend un souffle tubaire et quelques râles crépitants. On fait donc le diagnostic de pneumonie.

Le 26 avril l'expectoration a augmenté. La température est de 38° 0 ; son pouls de 76 pulsations. La tension artérielle de 16 centimètres de mercure. La quantité des urines est de 1400 centimètres cubes.

Le malade prendra chaque jour trois cachets de dix centigrammes chaque de poudre totale d'hypophyse de bœuf.

Le 27 avril le malade a beaucoup moins craché; le point de côté a disparu. La température a baissé, elle est de 38°. Le pouls est de 74 pulsations. La tension artérielle s'est élevée de 2 centimètres de mercure, elle est aujourd'hui de 18 centimètres. La quantité des urines est de 1350 centimètres cubes.

Le souffle tubaire est beaucoup plus faible.

Le 28 avril le malade est beaucoup mieux. On entend à l'auscultation des râles sous crépitants. La température est tombée à 37° 4. Le pouls s'est ralenti, on compte 70 pulsations. Le chiffre des urines est de 1500 centimètres cubes; La tension artérielle de 17 centimètres et demi de mercure.

Le 29 avril la température est de 37°. La tension artérielle de 18 centimètres. Le pouls de 72 pulsations. La quantité des urines continue à augmenter, elle est de 1850 centimètres cubes.

Le 30 avril la température = 36° 8. La tension artérielle s'est élevée de 2 centimètres, elle est de 20. Le pouls est de 65 pulsations à la minute. Le chiffre des urines de 2000 centimètres cubes.

Le 1er mai la température est de 36° 6. La tension artérielle est de 20 centimètres et demi de mercure. Le pouls s'est encore ralenti, on ne compte que 58 pulsations à la minute. La quantité des urines est de 1800 centimètres cubes. Le malade va très bien, On supprime les cachets d'hypophyse.

Le 2 mai la température est de 36° 6. La tension artérielle de 17 centimètres et demi. Le pouls est de 60 pulsations. La quantité des urines est de 1800 centimètres cubes.

Le 3 mai la température est de 37°, la tension artérielle de 19 centimètres et demi de mercure. On compte 62 pulsations à la minute. Le chiffre des urines est de 1600 centimètres cubes.

Le 4 mai la température est de 36° 8. La tension artérielle de 18 centimètres de mercure. Le pouls est de 65 pulsations à la minute, le chiffre des urines de 1700 centimètres cubes.

Le malade sort de l'hôpital l'après-midi, complètement rétabli.

Tension artérielle	Pouls	Urines	T.°	1er Jour	2	3	4	5	6	7	8	9	10
21	100	2000	40										
20	95	1900	39,5										
19	90	1800	39										
18	85	1700	38,5										
17	80	1600	38										
16	75	1500	37,5										
15	70	1400	37										
14	65	1300	36,5										
13	60	1200	36										
12	55	1100	35,5										
Dates : Avril 1907				25	26	27	28	29	30	1er Mai	2	3	4

Hypophyse

Suppression

OBSERVATION II (*Pneumonie*).

Tension artérielle : ·····•·····•

Pouls . . . . . : —·—•—·—•

Urines . . . . . : ———•———•

Température. . . : •———•———•

OBSERVATION III (*Personnelle*).

Fièvre typhoïde.

Le malade n'a été soumis à l'opothérapie hypophysaire que pendant 4 jours. La dose quotidienne était de 30 centigrammes de poudre totale d'hypophyse de bœuf.

La tension artérielle, qui, le 27 avril, était de 14 centimètres de mercure, s'est élevée à 17 centimètres.

Le malade est mort le 2 mai, le pouls s'étant maintenu au chiffre de 100 pulsations à la minute, et la température à 39° 5 environ.

M... P... âgé de 30 ans, entre le 18 avril 1907 dans le service de M. le Docteur Rénon, salle Piorry, n° 40.

Le malade vient à l'hôpital parce qu'il tousse.

A l'auscultation on entend quelques râles de bronchite. On constate surtout une laryngite grippale aiguë avec céphalée.

Le 27 avril l'on remarque des taches rosées lenticulaires sur la paroi abdominale. La température qui avait jusqu'alors varié entre 37° 5 et 38° 4 est montée à 39° 6. On fait le sérodiagnostic qui est positif.

L'on est donc en présence d'une fièvre typhoïde survenue au cours d'une grippe.

On ordonne de faire au malade des enveloppements humides froids et de plus il prendra chaque jour 3 cachets, de 10 centigrammes chacun, de poudre totale d'hypophyse de bœuf.

Dans la soirée du 27 avril on fait une ponction lombaire, le liquide céphalo-rachidien est très clair et contient quelques lymphocytes.

Le 28 avril la tension artérielle, qui la veille était de 14 centimètres de mercure, est montée de 1 centimètre, elle est de 15.

Le nombre des pulsations est de 104. La température est aussi élevée = 39° 8.

Le 29 avril, la tension artérielle s'élève à 16 centimètres de mercure. Le pouls s'est un peu ralenti, l'on compte 94 pulsations. La température est de 39° 8.

Le 30 avril, la tension est de 16 centimètres et demi, le pouls de 102 pulsations; La température = 39° 2

Le 1er mai, le sphygmomanomètre marque 17 centimètres de mercure. Le nombre des pulsations est de 100. La température est de 39° 4.

Le malade, ayant eu un peu de sang dans les selles, on supprime les cachets d'hypophyse, afin de ne pas augmenter encore sa tension artérielle.

Le 2 mai pendant la visite, le malade est très faible. Son pouls est incomptable et on ne peut au sphygmomanomètre mesurer sa pression artérielle. Il meurt l'après-midi à 2 heures.

Le malade urinant dans son lit, nous n'avons pu noter la quantité des urines émises toutes les 24 heures.

A l'autopsie, on constate dans la dernière partie de l'iléon, une grande infiltration des follicules clos et des plaques de Peyer. Plusieurs de ces dernières sont ulcérées ; l'une d'elles se perfore même sous le robinet pendant qu'on lave l'intestin, elle était située à 10 centimètres environ de la valvule iléo-cœcale.

Les poumons ne présentent pas de lésions tuberculeuses, ils sont un peu congestionnés.

Le foie est augmenté de volume, son poids atteint 2.300 grammes.

La rate est grosse, elle pèse 500 grammes.

Les reins sont congestionnés, le droit pèse 360 grammes, le gauche 310 grammes.

OBSERVATION IV (M M. Louis Rénon et Jean Azam).

Maladie de Basedow.

M. le Docteur Rénon a présenté à la *Société Médicale des hôpitaux*, dans la séance du 24 mai 1907, l'histoire de cette malade atteinte de maladie de Basedow. Depuis le 30 avril, elle est traitée par l'opothérapie hypophysaire. Sa tension artérielle était alors de 13 centimètres de mercure, le 1er juin elle était de 18.

Son pouls qui était de 120 pulsations à la minute est tombé à 98 pulsations. L'exophtalmie a diminué. Le tremblement, les troubles digestifs, les sueurs, les sensations de chaleur n'existent presque plus. Le poids s'est accru. Le goitre a diminué. Enfin l'amélioration est manifeste.

Mme A... B..., âgée de vingt-deux ans, vient à la consultation de M. Rénon, à l'hôpital de la Pitié, le *mardi*, 30 *avril* 1907, parce qu'elle a, dit-elle, des palpitations de cœur.

La malade n'a pas d'antécédents héréditaires, ses parents sont vivants et bien portants. Elle a un frère et une sœur également bien portants. Elle n'a pas eu de maladies de l'enfance ni de l'adolescence. Elle a été réglée à quinze ans, et, depuis, ses règles sont régulières.

Mariée il y a deux ans, sa première grossesse a évolué sans accident, et l'accouchement, qui a eu lieu en novembre 1906, a été normal. En mai 1906, elle a perdu son enfant âgé de six mois. C'est depuis cette vive émotion que la maladie a débuté.

En janvier 1907, la malade s'est aperçue de l'augmentation de son cou, augmentation qui a progressé lentement. Elle a, en effet, une hypertrophie du corps thyroïde, généralisée, de consistance demi-molle.

Depuis quelques mois, la sœur de la malade, qui l'accompagne à la consultation, a remarqué que son regard prenait de la fixité, et que ses yeux devenaient saillants.

A l'examen de la malade, on constate que son pouls est très rapide, 120 pulsations à la minute ; à l'auscultation du cœur, on n'entend pas de souffles. Si on dit à la malade d'étendre la main en écartant les doigts, on voit que tout le membre supérieur est agité par un tremblement à petites oscillations qui n'augmente pas par les mouvements volontaires. Enfin la malade se plaint d'avoir beaucoup de cauchemars, d'avoir toujours chaud, et d'être toujours en transpiration. Elle a très bon appétit, mais ses digestions sont lentes, et elle éprouve après les repas le besoin de dormir.

Elle a eu la grippe en janvier, et a remarqué quelques filets de sang dans ses crachats. On ne trouve cependant rien d'anormal à l'auscultation. Mais elle a maigri, elle pesait en décembre 51 kilogrammes ; aujourd'hui (30 avril), son poids est de 46 kilog. 400.

Sa tension artérielle est de 13 centimètres de mercure.

La malade est donc atteinte d'un syndrome complet de maladie de Basedow.

On donne à la malade des cachets de 10 centigrammes chaque de poudre totale d'hypophyse de bœuf, elle en prend trois par jour, soit 30 centigrammes par vingt-quatre heures.

Tous les samedis et mardis matins, on demande à la malade de revenir dans le service pour se faire examiner.

Examen du samedi 4 mai. La malade dit avoir eu moins de cauchemars, et avoir plus d'appétit. Son poids est de 46 kilog. 500. Sa tension artérielle s'est un peu élevée, elle est de 13 cent. 5 au lieu de 13 centimètres. Le nombre de pulsations n'a pas varié, 120 à la minute. Le goitre est toujours du même volume ; le tour du cou de la malade est de 31 centimètres.

Examen du mardi 7 mai. Le poids de la malade est de 47 k. 100. Le nombre de pulsations est de 116 ; la tension artérielle a augmenté depuis samedi de 1 centimètre de mercure, elle est de 14 cent. 5.

Il semble que le goitre a diminué de volume, le lobe droit principalement. Le tour du cou est de 30 cent. 1/2. Enfin les digestions se font mieux, bien qu'après les repas la malade éprouve toujours le besoin de dormir.

Examen du samedi 11 *mai*. Le goitre a notablement diminué ; on s'en aperçoit de suite à l'examen ; la mensuration du cou donne, en effet, 29 centimètres 1/2 au lieu de 31 il y a huit jours. La tension artérielle a augmenté de 1 cent 1/2, elle est de 16 centimètres. Le pouls est toujours rapide, 120 pulsations à la minute. Le poids a peu varié, la malade pèse 47 kilog. 200.

Examen du mardi 14 *mai*. En montant les escaliers, la malade a remarqué qu'elle avait moins de palpitations. Elle est bien moins énervée, et ses yeux sont moins saillants, ainsi que l'ont constaté les personnes vivant auprès d'elle. Le tour du cou est de 30 centimètres. La tension artérielle est de 16 centimètres de mercure. Le pouls est de 124 pulsations à la minute, et le poids de la malade de 47 kilog. 100.

Examen du samedi 18 *mai*. La malade a eu beaucoup moins de cauchemars la nuit, et elle dit qu'elle va réellement mieux.

Le tour du cou est de 30 centimètres, la tension artérielle de 17 centimètres de mercure ; elle a donc augmenté encore de 1 centimètre dans les quatre derniers jours. Le poids de la malade est de 47 kilogrammes.

Examen du mardi 21 *mai*. La malade dit que la veille, chez elle, elle a remarqué qu'elle ne tremblait plus. Nous constatons encore un léger tremblement. Les cauchemars sont toujours moins fréquents, les digestions se font mieux et la malade éprouve moins le besoin de dormir après les repas. Le volume du goitre n'a pas varié depuis huit jours ; le tour du cou est toujours de 30 centimètres. La tension artérielle continue à augmenter, elle est de 17 cent. 1/2 de mercure. Le pouls est de 116 pulsations à la minute, le poids de 47 kilog. 200.

Examen du samedi 25 *mai*. Le 20 mai la malade n'a pas eu ses règles. Il y a donc cinq jours de retard. Le 22, ayant eu des nausées, elle n'a pas déjeuné et n'a pas pris de cachets d'hypophyse pendant les deux journées du 22 et du 23.

Le tour de son cou est de 29 cent. 1/2 Sa tension artérielle s'élève à 18 centimètres de mercure. Le nombre des pulsations est de 115 ; le poids de 47 kilog. 300.

La malade demande à ne venir qu'une fois par semaine, le samedi. On ne lui donne à prendre, chaque jour, qu'un seul cachet de 10 centigrammes de poudre totale d'hypophyse de bœuf.

Examen du samedi 1er *juin*. La malade a eu ses règles dans la soirée du 25 mai. Son état est toujours très amélioré. Elle n'a plus de cauchemars et ne tremble presque pas. Son appétit est excellent et ses digestions se font mieux.

Sa tension artérielle est de 18 centimètres de mercure. On ne compte que 98 pulsations à la minute. Son poids a légèrement augmenté, elle pèse 47 kg. 500. Le tour de son cou est toujours de 29 cent. 1/2.

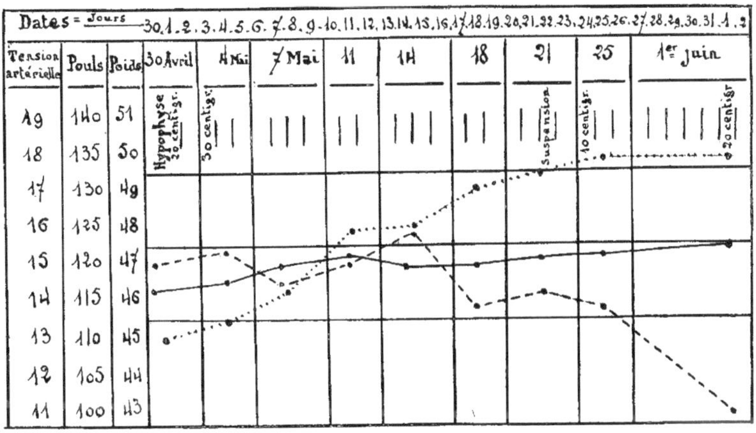

Dates = Jours 30.1.2.3.4.5.6.7.8.9.10.11.12.13.14.15.16.17.18.19.20.21.22.23.24.25.26.27.28.29.30.31.1.2

Tension artérielle	Pouls	Poids	30 Avril	4 Mai	7 Mai	11	14	18	21	25	1er juin
			Hypophyse 20 centigr.	30 centigr.					Suspension	10 centigr.	20 centigr.
19	140	51									
18	135	50									
17	130	49									
16	125	48									
15	120	47									
14	115	46									
13	110	45									
12	105	44									
11	100	43									

OBSERVATION IV (*Maladie de Basedow*).

Tension artérielle : ·······

Poids . . . . . : ———

Pouls . . . . . : – – –

OBSERVATION V (*Personnelle.*)

Infection puerpérale.

Malade atteinte d'infection puerpérale et traitée pendant 16 jours par l'ingestion quotidienne de 40 centigrammes de poudre totale d'hypophyse de bœuf.

L... M. raffineuse, âgée de 28 ans, entre dans le service du Dr Rénon, le 13 avril 1907, salle Lorain, lit n° 2.

La malade est entrée à l'hôpital de la Pitié, le 3 avril, dans le service d'accouchement du Docteur Lepage. A son arrivée, la dilatation étant complète, l'accouchement a lieu et l'on n'a pu donner à la parturiente aucun soin antiseptique.

La durée du travail a été de 9 heures.

Comme antécédent héréditaire, on note que la mère de la malade est morte d'une maladie de cœur.

Comme antécédents personnels, elle a été réglée à 15 ans et a déjà eu trois grossesses en 1899, en 1902, en 1905.

Le 3 avril, la température était de 37° 2, le nombre des pulsations était de 90 à la minute.

Le 4 avril, la température monte subitement à 39° 4. Le pouls est plus rapide, on compte 100 pulsations à la minute.

Du 5 au 12 avril, on donne à la malade tous les soins que nécessite son état.

Le 13 avril on remarque des taches rosées sur la paroi abdominale de la malade, que l'on transporte dans le service du Docteur Rénon.

On avait déjà fait le 10 avril un sérodiagnostic, dont le résultat avait été négatif.

Le 14 le sérodiagnostic est encore négatif.

A l'auscultation de la poitrine, on entend quelques râles aux bases ; surtout à droite.

La langue est humide et chargée, ses bords sont rouges. Sur le thorax, l'abdomen et la face antérieure des cuisses parait une éruption confluente et acuminée.

La malade est atteinte d'une infection puerpérale.

On lui donne de la poudre totale d'hypophyse de bœuf à la dose quotidienne de 40 centigrammes.

Le traitement opothérapique a duré 16 jours. Voici les constatations que nous avons faites au cours de la maladie :

La température, qui variait entre 39° et 37° 5, se maintient au bout d'une semaine aux environs de 37°.

La tension artérielle, qui était de 14 centimètres de mercure, atteint, après 16 jours d'opothérapie hypophysaire, 19 centimètres et demi.

Le nombre des pulsations, qui était de 112 à la minute, est de 95 le jour de la suppression du traitement opothérapique.

L'état actuel de la malade est très satisfaisant. Son appétit est revenu et il est régulier. La malade peut se lever quelques heures et ses forces augmentent chaque jour.

OBSERVATION VI (*Personnelle*).

Grippe infectieuse.

Malade atteinte d'une infection intestinale grippale. Résultats obtenus par l'opothérapie hypophysaire après 10 jours d'ingestion quotidienne de 30 centigrammes de poudre totale d'hypophyse de bœuf.

L... D... ménagère, âgée de 32 ans, entre dans le service du Docteur Rénon, le 28 mai 1907, salle Lorain, lit n° 42.

La malade n'a pas d'antécédents héréditaires.

Elle a été réglée à 13 ans. Mariée à 18 ans, elle a eu 3 grossesses. Ses enfants sont vivants et bien portants.

Depuis 10 jours environ, la malade se plaint de lassitude, d'inappétence, de céphalalgie. Sa température est de 39° 5. Ses selles sont liquides et très fétides. On fait le sérodiagnostic qui est négatif.

La malade prendra chaque jour 30 centigrammes de poudre totale d'hypophyse de bœuf.

Après 10 jours d'opothérapie hypophysaire, la température qui oscillait entre 40° et 38° 5, se maintient aux environs de 37° 5.

La tension artérielle, qui était de 16 centimètres de mercure, atteint 19 centimètres.

Le nombre des pulsations qui était de 110 à la minute, est de 90.

Les selles sont moins fréquentes et moins fétides.

On a fait 3 sérodiagnostics, qui ont été négatifs.

Si nous considérons l'ensemble des résultats obtenus dans les précédentes observations, nous devons attribuer à l'opothérapie hypophysaire une valeur thérapeutique indéniable.

Dans tous les cas, en effet, la tension artérielle s'est élevée, le nombre des pulsations a diminué, tandis que leur force et leur amplitude augmentaient.

Lorsque nous avons pu mesurer la quantité des urines émises dans les 24 heures, nous avons constaté l'action diurétique de l'ingestion d'hypophyse, action déjà notée en 1895 par M. Marinesco chez une acromégalique diabétique ; chez cette malade traitée par des tablettes de corps pituitaires la quantité des urines s'est élevée brusquement de 16 à 21 litres.

Ces résultats sur la diurèse sont conformes à ceux qu'à obtenus M. Hallion, sous l'influence de l'expérimentation hypophysaire ; il a montré, par des courbes de pléthysmographie rénale, qu'une vaso-dilatation de longue durée se produisait dans le rein. Nous n'avons jamais, chez nos malades, constaté la présence du sucre dans les urines.

Il semble, enfin, qu'une action favorable s'exerce sur la convalescence. Cette action est sûrement dûe à l'effet de l'opothérapie hypophysaire sur la tension artérielle.

MM. Oddo et Achard ont fait des recherches sur la tension artérielle des convalescents. Ils ont observé 50 malades, après avoir pris leur tension artérielle et leur avoir fait monter et descendre deux étages, ils ont constaté chez le plus grand nombre une hypotension d'effort. « Il semble, disent ces auteurs, qu'à une certaine période de la convalescence la tension artérielle arrive à se régler par le repos, mais l'effort détruit l'équilibre », et ils pensent que l'instabilité est le grand caractère de la pression artérielle chez les convalescents.

L'action favorable de l'opothérapie hypophysaire sur la convalescence s'explique donc par l'élévation de la tension, et par l'amplitude et le ralentissement du pouls. On peut par conséquent attribuer à l'hypophyse une action tonicardiaque puisqu'elle assure le bon fonctionnement du système nerveux du cœur.

*
* *

Nons croyons devoir signaler deux contre-indications de l'opothérapie hypophysaire, dérivant de ses effets sur la tension artérielle :

1° Dans la tuberculose à forme hémoptoïque.

2° Dans la fièvre typhoïde, quand elle se complique d'hémorragies intestinales.

*
* *

Chez deux malades, après plusieurs jours d'ingestion quotidienne de 40 centigrammes de poudre totale d'hypophyse de bœuf, nous avons constaté l'apparition, sur diverses parties du corps, de taches pigmentaires de coloration brune, ressemblant à des nœvi, à du lentigo. Après la cessation du traitement opothérapique, ces taches ont disparu rapidement.

CONCLUSIONS

I — L'insuffisance hypophysaire dans les maladies toxi-infectieuses est caractérisée :

1° par l'abaissement de la tension artérielle ;

2° par l'accélération du pouls.

A ces deux symptômes principaux viennent s'ajouter des symptômes secondaires, parmi lesquels nous signalerons :

L'insomnie,

Le manque d'appétit,

La fréquence des sudations,

Les sensations pénibles de chaleur.

II — Sous l'influence de l'opothérapie hypophysaire dans les toxi-infections, l'on constate :

1° l'élévation de la tension artérielle ;

2° la diminution du nombre des pulsations et l'augmentation de leur force et de leur amplitude ;

3° l'augmentation de la diurèse ;

4° l'élévation du poids ;

5° la suppression des symptômes secondaires de l'insuffisance hypophysaire.

6° une action favorable sur la convalescence.

III — L'opothérapie hypophysaire doit prendre place à côté de la médication spécifique dans le traitement des toxi-infections, quand la rapidité du pouls et l'abaissement de la tension artérielle peuvent faire soupçonner une insuffisance fonctionnelle ou une lésion de l'hypophyse.

BIBLIOGRAPHIE

AGOSTINI. — *Rivista di patologia nerv. e mentale*, IV, 1899.

ALQUIER. — *Gazette des hôpitaux*, 10 nov. 1906.

BABINSKI. — *Revue neurologique*, 1900.

BALLET et LAIGNEL-LAVASTINE. — *Nouvelle iconographie de la Salpêtrière*. N° 2, 1901.

BARBACCI. — Gumma hypophysis cerebri. (*La Sperimentale*, 1881, p. 364.

BOTEANO. — Sur la physiologie de la pituitaire. (*Thèse Bucarest*, 1906).

CASELLI. — Studi anatomici e sperimentali sulla fisio-patologia della glandula pituitaria (*Reggio Emilia*, 1900.)

— — Ipofisi e glycosuria. (*Rivista di freniatria*. fév. 1900).

CHAUFFARD et RAVAUT. — *Société médicale des Hôpitaux*, 23 mars 1900.

CLAUDE. — *Société de biologie*, 28 octobre 1905, p. 363.

COMTE. — *Thèse inaugurale*. Lausanne, 1898. Contribution à l'étude de l'hypophyse humaine et de ses rapports avec le corps thyroïde.

DE CYON. — *Pflüger's Arch.*, 1898.

— — *Bulletin Académie de médecine*. Paris, nov. 1898.

— — Les fonctions de l'hypophyse et de la glande pinéale. (*Académie des sciences*. Paris, 22 avril 1907, p. 868.)

DALLEMAGNE. — *Arch. de méd. expérimentale*, 1905, p. 595.

DASTRE. — *Société de biologie*, 1889-1892.

FAVORSKI. — Vratsh, 1899, p. 708. (Anal., *Revue neurol.*, 1900).

FICHERA. — *Archiv. de biologia normale et patologica*, 1905.

GAGLIO. — In *riforma medica*, juin 1900.

GARNIER. — (*Thèse de Paris*, 1899. — *Presse médicale*, déc. 1906.

GARNIER et THAON. — In *Journal de Pathol. et physiol. gén.*, mars 1906.

— — Recherches sur l'extirpation de l'hypophyse (*Société de biologie*, 20 avril 1907.)

GEMELLI. — *Archiv. di Fisiologia.*, nov. 1905.

GENTÈS. — *Réunion biologique de Bordeaux*. 1er Décembre 1903. *Société de biologie*, janvier et mars 1903.

GLEY. — *Société de biologie*, 12 déc. 1891, p. 845.

— — *Arch. de physiol. normale et pathologique*, janv. 1892.

GUERRINI. — Di una ipertrof. second. sperim. dell' ipofisi. (*Rivista di patol. nerv. e ment.*, nov. 1904.)

— — Sulla funz. dell ipofisi. (*La sperim*, LVIII, 1904.)

HALLION et CARRION. — Sur l'essai expérimental de l'extrait opothérapique d'hypophyse. (*Société de thérapeutique*, 13 mars 1907.)

JOFFROY. — In *Progrès médical*, 26 février 1898.

LABADIE-LAGRAVE et DEGUY. — *Archives générales de médecine*, février 1896.

LAIGNEL-LAVASTINE et THAON. — *Société de Neurologie*, nov. 1905.

LANCEREAUX. — *Semaine médicale*, 1892-1902.

— — La trophonévrose acromégalique. Sa coexistence avec le goître exophtalmique et la glycosurie. (*Semaine médicale*), 1895, p. 61.)

LAUNOIS. — (*Thèse faculté des Sciences*, 30 juin 1904.

LAUNOIS, LOEPER et ESMONET. — La sécrétion graisseuse de l'hypophyse. (*Société de biologie*, 26 mars 1904, p. 575.)

LAUNOIS et MULON. — Hypophyse et femme enceinte. (*Société de biologie*, 4 avril 1903, p. 448.)

LAUNOIS et ROY. — Glycosurie et hypophyse. (*Société de biologie*) 21 mars 1903, p. 383.)

LAUNOIS et ROY. — Études biol. chez les géants. (Paris, *Masson*, 1904.)

LIÉGEOIS. — Anatonie et physiologie des glandes vasculaires sanguines. (*Thèse d'agrégation*, Paris, 1860.)

LIVON. — *Société de biologie*, 22 et 29 janvier 1898.

— — Corps pituitaire et tension sanguine (*Soc. de biol.*, 4 mars 1899. p. 170.)

LOEB. — Hypophysis cerebri und diabetes mellitus. (*Centralblatt für innere Medicin*, N° 35, 1898.)

MAIRET et BOSC. — *Société de biologie*, 28 mars 1896.

P. MARIE — Sur 2 cas d'acromégalie (*Revue de médecine*, 1886, p. 297.)

— — L'acromégalie (*Nouvelle Iconographie de la Salpêtrière*, 1888-1889.)

MARINESCO. — De la destruction de la glande pituitaire chez le chat. (*Société de biologie*, 11 juin 1892, p. 509.)

— — 3 cas d'acromégalie traités par des tablettes de corps pituitaire (*Société médicale des Hôpitaux*, 8 nov. 1895.)

P. MARIE et MARINESCO. — Sur l'anatomie pathologique de l'acromégalie, (*Archiv. de médec. exp.*, 1er juillet, 1891, p. 539.

MENDEL. — *Berlin Klin. Wochenschr.*, 1895.

MURRAY. — Acromeg. with goitre and exophtalmic goitre. *Edimb. med. Journ.*, 1897.)

ODDO. — L'hypotension d'effort (*Bulletin de la Société médicale des Hôpitaux*, 5 mai 1905.)

ODDO et ACHARD (de Marseille.) — Sur la tension artérielle des convalescents (*Réunion biologique*. — Marseille, 19 décembre 1905.) (*Société de Biologie*. 1905. p. 719.)

OLIVER et SCHAEFER. — *Journal of physiol.*, 1895 tome XVIII.

PARHON et GOLDSTEIN. — (*Société de Biologie*, 28 février 1903, p. 281.)

PAULESCO. — Revista Scüntelor médicale. Bucarest, 1906. (In *Journal de Physiol et de Path. générales*, Paris, 1906.)

PAULESCO — Recherches sur la physiologie de l'hypophyse. (*Journal de médecine interne*, janvier à mai 1907.)

PINELES. — Acromégalia und diabetes mellitus. (*Jahrbuch der Wiener K. Krank*, 1897, Bd IV.,

PISENTI et VIOLA. — Histologie normale et pathologique de la glande pituitaire. (*Acad. med. chirur. di Perugia*, 2 mars 1896.)

RÉNON et ARTHUR DELILLE. — Sur quelques effets opothérapiques de l'hypophyse. (*Société de thérapeutique*, 22 janvier 1907.)

— — Opothérapie hypophysaire et maladies toxi-infectieuses (*Société de thérapeutique*, 23 avril 1907.)

RÉNON et JEAN AZAM. — Maladie de Basedow traitée par l'opothérapie hypophysaire. (*Société médicale des hôpitaux*, 24 mai 1907.)

ROGER et GARNIER. — (*Archives générales de Méd.*, avril 1900.)

ROY. — Contribution à l'étude du gigantisme, (*Thèse, Paris*, 25 février 1903.

SCHAEFER et VINCENT. — Journal of Physiologie, 1899.

SCHŒNEMAN — Hypophysis und Thyroidea (*Virchow' archiv.*, CXXIX, 1892, 2, I, 319.)

SCHULTZE — *Deut. Zeitschr. Nervenheilk*, XI, 1897.

SOKOLOFF. — Ein fall v. Gummi der hypophysis (*Virch. archiv.*, CXLIII, 1896.)

SYDNEY-KUH. — *Journ. of. Americ. med. associa.*, 1902.

THAON. — L'hypophyse à l'état normal et dans les maladies. *Thèse, Paris*, janvier 1907.

TORRI. — L'Ipofisi nelle infezionni, Pisa, 1903.

VASSALE et SACCHI. — Sulla distruzione della glandola pituitaria. (*Riv. sper. di Fren.*, 1892).

WIDAL, ROY et FROIN. — In *Revue de médecine*, 1906.

ZAUDER. — *Deutsche med. Wochenschrift*, 1898.

Imp. Alfred LECLERC, Paris

www.ingramcontent.com/pod-product-compliance
Ingram Content Group UK Ltd.
Pitfield, Milton Keynes, MK11 3LW, UK
UKHW021151220726
13924UKWH00003B/1103